LES RELATIONS

DE

LA GÉOLOGIE ET DE LA MÉDECINE

DANS LE JURA FRANC-COMTOIS

PAR

M. Albert GIRARDOT

(Extrait du Bulletin de l'Académie des Sciences, Belles-Lettres et Arts de Besançon.)

BESANÇON

IMPRIMERIE ET LITHOGRAPHIE DE PAUL JACQUIN

1894

LES RELATIONS

DE

LA GÉOLOGIE & DE LA MÉDECINE

DANS LE JURA FRANC-COMTOIS

La médecine, considérée dans son ensemble, n'offre pas
le caractère d'unité que présentent d'autres sciences,
comme la physique ou la chimie, par exemple, mais elle
semble plutôt composée par une agrégation de connaissances diverses qui se lient entre elles et se prêtent un
mutuel appui, pour combattre la souffrance et lutter
contre les causes de destruction qui nous environnent.
Elles se réunissent ainsi en un groupe que je comparerais
volontiers, malgré la banalité de la comparaison, à un im-
mense édifice dont l'anatomie et la physiologie formeraient
la base, la pathologie le corps principal, la thérapeutique et
l'hygiène le couronnement, et dont les sciences dites accessoires constitueraient les dépendances, bâtiments d'ordre
secondaire qui ne font point partie de l'édifice principal

et sont situés en dehors de lui, mais qui, en réalité, le complètent et lui sont même indispensables. Ces sciences accessoires paraissent au premier abord étrangères à la médecine, elles lui sont cependant d'un grand secours: la physique et la chimie, que j'ai déjà nommées, ainsi que la botanique et la zoologie, lui fournissent des moyens d'action et d'investigation, et lui apportent un concours d'une valeur indiscutée; mais l'aide que peut lui prêter la géologie n'apparaît pas aussi clairement. Depuis un temps immémorial sans doute, on attribue à la nature du sol une certaine influence sur l'état sanitaire de ses habitants, mais les relations qui unissent ces deux phénomènes d'ordre si différent, bien évidentes pour les affections paludéennes, deviennent vagues, incertaines et difficiles à préciser lorsqu'il s'agit d'autres maladies; aussi ne semblait-il pas que la géologie pût jamais offrir une assistance utile à la médecine, lorsque les prodigieuses découvertes de notre époque vinrent ouvrir à toutes les sciences des horizons nouveaux, et agrandir singulièrement le champ de leurs applications. La médecine a profité largement de ce mouvement scientifique; elle a pris dans toutes ses branches un développement inconnu jusqu'alors, et en même temps son ambition a grandi. Elle ne veut plus être seulement, comme autrefois, l'art de guérir, elle rêve de prévenir les maladies, et surtout de faire disparaître ces épidémies meurtrières qui de temps à autre naissent sur un point, se répandent rapidement et déciment la population d'un pays, ou tout au moins, si elle ne réussit pas à les anéantir, de les renfermer et de les maintenir dans leur foyer d'origine. Pour atteindre ce but, elle doit étudier leurs causes et leurs divers modes de propagation, et afin d'y parvenir plus sûrement, faire appel à tous les concours. C'est ainsi qu'elle peut utiliser avec avantage les connaissances acquises par les géologues sur la structure de l'écorce terrestre.

La grande préoccupation des hygiénistes de notre époque est de doter les agglomérations humaines d'une eau pure et saine, car l'eau, aliment nécessaire et source indispensable de toute vie, est aussi bien souvent la cause et le véhicule de la mort. L'eau, le fait n'est plus à prouver, est un milieu des plus favorables pour la conservation et la dissémination des germes morbides qu'elle reçoit du dehors puis qu'elle transporte au loin en suivant son cours; et si, chemin faisant, ces germes parviennent à s'introduire dans un organisme humain, ils s'y multiplient et y produisent des lésions toujours graves, trop souvent mortelles. Le choléra et la fièvre typhoïde, pour citer seulement ces deux fléaux, se propagent généralement ainsi. La présence de ces germes dans l'eau est difficile à déceler: rien à l'extérieur ne trahit leur existence, il faut même, pour les mettre en évidence, recourir à des procédés spéciaux, imaginés par notre illustre Pasteur, procédés très sûrs, mais d'une application peu facile, demandant chez celui qui les met en œuvre une certaine habitude de ce genre de recherches. Pour la même raison, il est tout aussi difficile de savoir si une eau est entièrement dépourvue de principes délétères, si elle est absolument pure. En outre, l'analyse prouve seulement pour le moment où elle est faite. Une source pure aujourd'hui ne le sera pas nécessairement demain, ni à plus forte raison toujours. Cette indication d'une si grande importance, mais que l'on ne peut cependant demander chaque jour à la bactériologie, la géologie peut la fournir d'une manière générale, en faisant connaître la constitution et les limites exactes du bassin hydrographique d'où cette source tire son origine.

Les précipitations atmosphériques, en baignant le sol, le lavent, pour ainsi dire, et entraînent avec elles tous les corps légers qu'elles rencontrent à sa surface, et parmi eux les germes morbides qui peuvent s'y trouver, mélangés aux poussières, quelle que soit d'ailleurs leur provenance. Ces germes ainsi emportés par les pluies ou la fonte des neiges, suivent des destinées différentes selon l'état de perméabilité ou d'imperméabilité du sol.

Si les eaux météoriques s'épanchent à la surface d'un sol imperméable, horizontal ou incliné, mais dont les pentes convergent vers un bassin sans écoulement, elles s'accumulent pour former des étangs et des marais, et dans ce cas, les germes ne sont pas entraînés plus loin. L'insalubrité des marécages est trop connue pour qu'il soit utile d'en parler plus longuement ici, et on sait de même que les épidémies dont ils sont la cause restent locales et se maintiennent toujours dans la circonscription de leur bassin hydrographique, à moins qu'une cause étrangère, émigration, s'il s'agit d'un poison morbide humain, vent violent, s'il s'agit de miasmes, ne vienne les en faire sortir et les propager à l'extérieur. Les régions qui se trouvent dans ces conditions géologiques sont par excellence les pays à fièvres intermittentes ; la Bresse, qui nous touche de si près, en réalise le type le plus complet. Notre pays présente peu de marais, mais il n'est pas dépourvu pour autant de maladies palustres, qui se montrent dans les vallées de nos grandes rivières et tiennent à la structure de leurs rives. Celles-ci, en effet, sont constituées par une assise inférieure, très perméable, de cailloux roulés, recouverte d'une masse épaisse de terre argileuse que l'eau traverse difficilement et avec une extrême lenteur ; de plus, cette couche superficielle ne forme pas un plan régulièrement incliné vers le fleuve, ni dans le sens de son cours, mais en général une série de dépressions plus ou moins profondes que l'eau recouvre pendant les inondations, et dans lesquelles elle est retenue après la décrue. Le marécage temporaire ainsi formé ne disparaît que lentement et en partie par évaporation, condition des plus favorables pour la diffusion des miasmes dans son voisinage.

La partie centrale de notre ville, la seule que j'envisagerai dans cette étude, est bâtie sur une formation de ce genre; si pendant les crues du Doubs, l'eau envahit rapidement les sous-sols de certains quartiers, c'est parce qu'elle y arrive par les égouts, qui ne sont pas entièrement étanches, mais elle y séjourne assez longtemps et y laisse après elle, en se retirant, des miasmes qui font de certaines caves de minuscules foyers de malaria.

Si le sol imperméable est assez incliné et aboutit à des eaux courantes, les impuretés enlevées à sa surface par les précipitations atmosphériques sont emportées au loin. Celles-ci, en se réunissant, donnent naissance d'abord à de minces ruisselets, qui, eux-mêmes, forment, en se joignant à d'autres, des ruisseaux plus importants, puis des rivières par le même moyen. Les germes recueillis dans la cuvette imperméable sont ainsi transportés par les eaux, et les riverains qui les emploient comme boisson, ou seulement même pour les usages domestiques, sont exposés à être contaminés. Qu'un cas de fièvre typhoïde, par exemple, vienne à évoluer sur un point de la cuvette, et les germes émanés du malade seront emmenés à une distance plus ou moins grande. Dès lors une épidémie pourra se développer dans les lieux habités situés en aval de ce point.

Les couches imperméables sont représentées, dans notre région, par les argiles et les marnes, qui se laissent très difficilement pénétrer par l'eau, surtout lorsqu'elles sont stratifiées en masses épaisses, car disposées en lits minces, elles peuvent être lentement traversées par ce liquide, dans certaines conditions qui seront examinées plus loin. Ces formations remplissent un rôle très important dans la structure des terrains secondaires de nos environs. Ces terrains, en effet, sont constitués par une série alternative de calcaires et de marnes, en assises d'une grande puissance. Dans les environs immédiats de Besançon, les marnes du trias, du lias surtout et du jurassique se montrent, en beaucoup d'endroits, à la surface du sol sur de vastes étendues. Tous ces affleurements qu'il serait trop long d'énumérer ici, et qui, d'ailleurs, sont clairement indiqués sur les cartes géologiques, sont creusés de petites vallées, irriguées elles-mêmes par de faibles ruisseaux, qui réalisent bien le type de la cuvette imperméable. Le val de Mercuraux qui envoie ses eaux au village de Beure, en est un exemple; la vallée des Chaprais en est un autre moins complet. La paroi est de cette vallée est formée par les marnes oxfordiennes; le fond en partie par ces marnes et leurs éboulis, en partie par un épais dépôt d'argile rouge quaternaire, roche très peu perméable, qui s'étend jusqu'au voisinage de la route de Baume. La paroi ouest, au contraire, est constituée par les calcaires de l'oolithe inférieure.

Quand les précipitations atmosphériques arrivent au contact d'un sol perméable, elles le pénètrent après un trajet plus ou moins long, en entraînant avec elles toutes les impuretés qu'elles ont recueillies, et le traversent jusqu'à ce qu'elles arrivent au contact d'une couche imperméable qu'elles suivent, en cheminant selon la ligne de plus grande pente, jusqu'au point où elles apparaissent à la surface du sol. Tout donc semble en définitive se passer alors comme dans le cas précédent, puisque l'eau s'écoule toujours sur une assise imperméable, avec la seule différence que les germes, au lieu d'être charriés à l'air libre, le sont dans la profondeur de la terre. Toutefois, le résultat n'est pas toujours le même, parce que certaines couches exercent sur l'eau une action particulière, et la dépouillent des matières qu'elle tient en suspension; de ce nombre sont les argiles et les marnes en lits minces, car ces roches, imperméables en grandes masses ou quand elles forment des plans inclinés, sur lesquels l'eau glisse rapidement, la laissent filtrer à travers leurs interstices, quand elles sont disposées en assises de peu d'épaisseur, horizontales ou formant des plis à concavité supérieure. Les calcaires jurassiques renferment, en assez grand nombre, intercalées entre leurs puissantes strates, de semblables couches marneuses que les eaux traversent ainsi en se purifiant. Ces calcaires eux-mêmes sont des plus perméables, en raison des nombreuses fissures verticales qui perforent leurs bancs, et permettent à l'eau de gagner rapidement la profondeur du sol ; mais, en bien des lieux, leurs fentes sont obstruées par un mélange intime d'argile et de sable fin qui exerce sur le liquide une action bienfaisante, en lui enlevant, partiellement au moins, ses impuretés au passage. Les éléments de ce filtre naturel proviennent de la terre végétale qui est elle-même un produit de désagrégation des couches superficielles, sous l'influence des agents atmosphériques. Dans notre région calcaire, l'échauffement de la roche par le soleil, les refroidissements brusques de la température, fréquents en certaines saisons, l'imbibition de la pierre par les eaux météoriques, pénétrant dans tous ses pores, l'action de la gelée s'exerçant alors sur elle, sont autant de facteurs qui amènent son émiettement. Elle devient alors facilement attaquable ; dès qu'elle est humide, l'acide carbonique de l'atmosphère, toujours plus abondant au niveau du sol que dans les parties supérieures, la dissout peu à peu, de sorte que le calcaire est finalement enlevé et entraîné par les pluies, et qu'il ne reste plus à la surface du rocher primitif qu'un résidu meuble, composé d'argile et de sable siliceux et calcaire. L'argile plus légère est emportée par les précipitations atmosphériques, dans les crevasses des couches sous-jacentes et dans les cavités souterraines, où elle s'accumule. C'est ainsi que s'est formée et que se forme encore de nos jours, cette terre d'un jaune rougeâtre qui recouvre le sol de nos grottes et remplit les joints de nos carrières.

Ainsi donc la terre végétale, lorsqu'elle n'a pas été, bien entendu, chargée artificiellement de matières organiques, l'argile des fentes de rocher, les bancs marneux minces intercalés au milieu des étages calcaires des terrains jurassiques, tendent à dépouiller l'eau des souillures qu'elle contient, et la purifient même complètement, quand le massif traversé présente une épaisseur suffisante pour renfermer plusieurs de ses assises filtrantes. De là la réputation si bien établie et si bien méritée, de l'excellence des eaux qui proviennent de la profondeur du sol.

Il serait assurément facile de reconnaître les sources qui se trouvent dans les meilleures conditions, par un examen rapide de leurs bassins hydrographiques, si l'allure des couches était partout régulière, mais, dans les pays de montagne comme le nôtre, cette condition n'est pas toujours réalisée, car deux sortes d'accidents, les cassures et les failles, viennent rendre parfois cette recherche singulièrement difficile.

Les cassures, le mot se comprend de lui-même, sont des solutions dans la continuité des strates, les failles sont des cassures particulières accompagnées de rejet, suivant l'expression des géologues, c'est-à-dire que les deux lèvres de la fente ne sont pas restées vis-à-vis l'une de l'autre dans leur situation primitive, mais que l'une s'est élevée ou abaissée par rapport à l'autre. Une cassure quelconque, interrompant la continuité des couches, modifie presque toujours le cours des eaux souterraines ; bien rarement celles-ci la traversent en ne changeant pas, ou même en changeant seulement de niveau géologique. Assez souvent les cassures et les failles servent de canaux ; sur leur long parcours, quelques-unes ne mesurent pas moins de quarante-cinq kilomètres, elles recueillent les sources que la pente des couches amène jusqu'à elles, et deviennent alors de véritables collecteurs qui conduisent jusqu'au point où elles s'écoulent à la surface du sol, des eaux mélangées, issues de divers bassins hydrographiques. On peut voir par là combien dans ce cas le problème se complique, et quelles difficultés présente parfois la recherche des premières origines des sources de ce genre. Difficulté, heureusement, n'est pas impossibilité, et la géologie dispose, à notre époque, de moyens d'investigation suffisants, pour qu'il lui soit presque toujours possible de les indiquer avec précision, et de faire connaître les conditions probables de pureté ou d'impureté de leurs eaux.

La plupart des agglomérations humaines ne sont pas pourvues d'eaux de source, et se trouvent dans la nécessité d'utiliser exclusivement celles des rivières, des citernes ou des puits. Il est inutile, après ce que j'ai dit plus haut, de parler longuement des rivières; comme elles reçoivent des ruisseaux de provenances diverses, qu'elles traversent toujours des centres habités, plus ou moins populeux, leurs eaux sont généralement impures, et en tout cas, susceptibles de charrier souvent des germes morbides. Les citernes sont du domaine de l'architecture, mais les puits ressortissent de la géologie; elle seule peut fixer, en effet, les limites des zones aquifères qui les alimentent et indiquer leurs conditions de salubrité. Certains puits forés dans les argiles tertiaires, lorsqu'ils n'occupent pas les parties déclives du sol, sont excellents, parce que ces roches absorbent l'eau, s'en imbibent de proche en proche et ne la laissent s'écouler dans l'excavation que pour ainsi dire goutte à goutte, après lui avoir enlevé toutes les matières organiques qu'elle pouvait contenir. Ces sortes de puits sont rares dans notre pays, où la plupart de ceux que l'on utilise prennent l'eau dans des nappes souterraines, communiquant directement avec les rivières.

Les alluvions qui revêtent le fond des vallées, et dont

l'origine est relativement récente, sont formées de deux couches : l'une inférieure de cailloux roulés ou de sable, située au niveau du cours d'eau et baignée par lui ; l'autre supérieure, d'argile terreuse, imperméable, qui a déjà fixé notre attention. L'infection de ces puits par la partie supérieure est peu à craindre, et leur salubrité dépend de la constitution de l'assise inférieure. Quand celle-ci est composée exclusivement par des cailloux roulés, l'eau de la rivière arrive directement dans la fosse et la garantie contre l'infection microbienne est plus que douteuse. Les puits de notre ville, inutiles aujourd'hui, fort heureusement, sont établis dans ces conditions ; aussi n'est-il pas surprenant que l'on y recueille parfois de petits crustacés, et que l'on constate dans certains d'entre eux un courant manifeste. Ils sont en outre constamment souillés par les immondices qui y parviennent au moyen d'ouvertures, creusées de main d'homme, en certains endroits, à travers la masse argileuse supérieure. Quand, au contraire, l'assise alluviale inférieure est formée de sable fin, l'eau y accède plus lentement en se débarrassant, au passage, des principes organiques qu'elle entraine avec elle. Ce résultat ne serait pas dû au sable lui-même, s'il faut en croire le professeur Koch, de Berlin [1], mais à une mince couche de vase qui se déposerait à sa surface et constituerait le véritable filtre.

Les puits creusés dans les calcaires méritent en général peu de confiance, car la nappe souterraine, située dans ce cas à une faible profondeur, est continuellement exposée à recevoir, de la surface du sol, les souillures entrainées par les eaux météoriques qui ne peuvent guère se purifier en traversant les couches susjacentes, vu leur peu d'épaisseur ; enfin, ils sont plus accessibles que ceux précédemment cités aux infiltrations de voisinage.

---

[1] Voir l'Appendice.

Il est facile de se rendre compte, par ce rapide exposé, des services importants que la géologie peut rendre à la médecine publique, soit en la conseillant dans le choix des eaux d'alimentation, soit en l'éclairant sur les dangers qu'elles peuvent présenter à certains moments, pour les populations qui les emploient. Nous sommes environnés d'ennemis innombrables qui échappent aux moyens ordinaires d'investigation ; savoir que nous pouvons être attaqués, et de quel côté nous pouvons l'être, est déjà chose importante, d'autant plus que nous ne sommes pas désarmés vis-à-vis d'eux, et que d'autres sciences nous donnent les moyens de nous défendre.

———

Il est facile de se rendre compte, par ce rapide exposé, des services importants que la géologie peut rendre à la médecine publique, soit en la conseillant dans le choix des eaux d'alimentation, soit en l'éclairant sur les dangers qu'elles peuvent présenter à certains moments, pour les populations qui les emploient.

APPENDICE

La *Revue scientifique* du 12 août 1893, dans un article intitulé *Le choléra et la filtration de l'eau*, rapporte les observations faites par M. Koch, au cours d'une enquête sur l'épidémie cholérique de Hambourg, en 1892, qui établissent nettement le pouvoir filtrant des dépôts argileux en couches minces.

Les deux villes de Hambourg et d'Altona absolument contiguës, au point de ne former qu'une seule agglomération, reçoivent de l'eau potable de deux origines différentes. Hambourg tire son eau de l'Elbe, captée en amont de la ville mais ne subissant aucune filtration avant d'être distribuée; Altona tire son eau également de l'Elbe; mais captée en aval de la ville; cette eau, avant de pénétrer dans les conduites de distribution, subit une filtration des plus sérieuses et aussi des plus efficaces, comme l'a démontré la marche de la dernière épidémie de choléra.

C'est à Hambourg que le choléra fit les ravages les plus épouvantables; Altona resta relativement indemne, si l'on a soin de déduire les cas importés de Hambourg.

Sur les points frontières entre Hambourg et Altona, le choléra se comporta d'une manière vraiment surprenante. Au niveau de ces points, les conditions de sol, de canalisation, d'habitation, sont absolument les mêmes pour les deux villes, et pourtant le choléra s'étendit seulement jusqu'à la ligne qui sépare Hambourg d'Altona, sans frapper cette dernière cité. Sur un certain trajet, les deux villes se trouvent séparées par une rue qui leur est mitoyenne; seul le côté appartenant à Hambourg fut éprouvé par le choléra, le fléau respectant absolument le côté Altona de la même rue, pour ne frapper que la partie alimentée par l'eau des conduites de Hambourg.

Il y a mieux encore; sur la place de Hambourg se trouve un groupe de maisons dont l'eau est desservie par la ville d'Altona. Or, pendant l'épidémie, ce groupe de maisons resta absolument indemne de toute atteinte cholérique.

Ces faits démontrent, avec la rigueur d'une expérience de

laboratoire, la puissance de certains filtres pour dépouiller les eaux des germes morbides qu'elles renferment.

Il est encore à remarquer que l'eau de Hambourg est captée dans un point où l'Elbe est relativement pure, tandis que celle d'Altona est puisée dans la partie du fleuve souillée par les déchets et les immondices, etc., d'environ 800,000 habitants. La filtration de l'eau de l'Elbe, avant d'être déversée dans les conduites, a été tutélaire pour les habitants d'Altona et les a protégés d'une manière presque absolue contre l'envahissement du choléra.

Les filtres qui ont ainsi préservé Altona sont constitués par plusieurs couches de sable à travers lesquelles passe l'eau potable. Il est prouvé que la filtration de l'eau ne s'effectue pas dans le sable même, mais à travers une couche de vase qui peut être considérée comme le véritable filtre. Cette couche de vase est formée elle-même par le dépôt des parties argileuses en suspension dans l'eau de rivière (1)....

Les observations que nous venons de résumer succinctement montrent d'une façon évidente, non seulement le pouvoir que possèdent les minces couches d'argile de débarrasser l'eau des germes qu'elle transporte, mais aussi la possibilité de mettre les populations à l'abri de certaines épidémies, au moyen de filtres bien établis (2).

Ce pouvoir filtrant de l'argile a été déjà mis en lumière par d'autres expériences, et pour citer seulement la plus connue, je rappellerai que les essais effectués dans la presqu'île de Gennevilliers, aux environs de Paris, ont fait voir que l'eau d'égout devient limpide et inodore après avoir traversé une épaisseur peu considérable de terre végétale, c'est-à-dire d'argile à peu près pure, car la terre végétale d'origine alluviale présente cette composition (3).

---

(1) Voir pour plus de détails : *La Revue scientifique*, t. 52, 1893, 2ᵉ semestre, n° 7, p. 221.

(2) L'article de la *Revue scientifique*, dont nous avons résumé seulement la première partie, contient quelques détails nouveaux et inédits sur l'installation des filtres de sable, et les précautions à prendre pour assurer leur bon fonctionnement. Aussi peut-on espérer que dans un avenir très prochain, en se perfectionnant encore, ils pourront devenir absolument efficaces.

(3) La terre végétale qui recouvre nos plateaux et les flancs de nos montagnes renferme beaucoup plus de sable calcaire que celle dont nous parlons ici.

Les argiles tertiaires dont nous avons parlé emmagasinent l'eau, pour ainsi dire, et ne la laissent s'écouler que goutte à goutte, sous l'influence de la pesanteur. On pouvait voir encore, vers le milieu de septembre 1893, de petites sources donnant continuellement de l'eau, sur le flanc des collines constituées par cette formation (1), après une sécheresse exceptionnelle et alors qu'il n'était pas tombé même une pluie légère, depuis près de six semaines.

(1) Elle est indiquée par les signes : p, $p1$, pga, pob, sur les feuilles de Besançon, de Gray et de Lons-le-Saunier de la carte géologique détaillée.

BESANÇON — IMPR. ET STÉRÉOT. DE PAUL JACQUIN.